KB171836

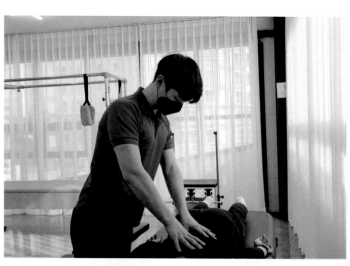

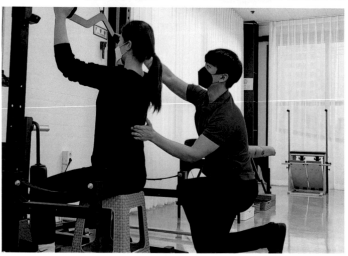

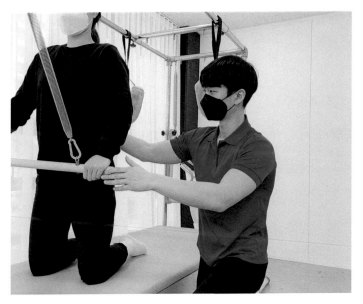

바디컨설턴트 이영도

내 몸에 맞는 운동법을 통해 체형관리 통증케어 등을 도와주는 바디컨설턴트로 활동하고 있다. 운동을 안 해봤던 시절의 경험과 바디컨설턴트로 활동하며 얻은 경험을 바탕으로 고객 맞춤형으로 운동과 식사를 제안한다. 필라테스, 소도구, 웨이트를 적절히 활용하여, 운동에 관심 있으신 분들은 물론 처음 운동을 접하시는 분들에게도 운동 목적을 위한 쉽고 빠른 지름길을 알려드리고자 한다.

CONTENTS

프롤로그

예쁜 몸 운동

프롤로그

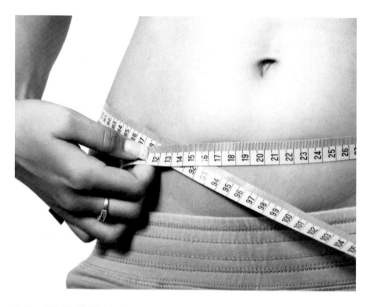

나는 평생 뚱뚱하게 살아왔다. 항상 과체중이었고 그게 나의
일반적인 모습이었다. 그런 나에게 다이어트는 평생의 숙원
처럼 남아있었다. 시간이 없다는 핑계로 식단 조절만 할
뿐 운동을 게을리하였다. 그래서 결과는 언제나 좋지 않았
고, 앉아서 지내는 시간이 많다 보니 허리가 안 좋아지기 시
작했다.

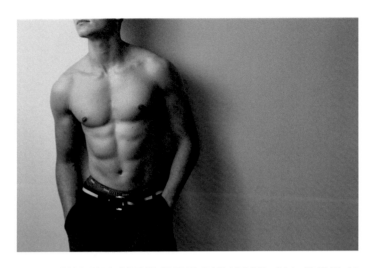

결국 병원에 가니 치료와 운동을 권유하였다. 이후 운동을 시작하고 열심히 운동하다 보니 욕심이 생겨 바디 프로필도 찍게 되었다. 그러나 바디 프로필을 찍고 난 이후에도 허리 통증은 사라지지 않았다. 알고 보니 평상시의 습관과 자세로 인해 몸에 불균형이 있었다.

그 후로 몸의 밸런스나 통증 자세에 관해서도 깊게 공부했다. 그 과정에서 운동 외에도 마사지, 스트레칭, 균형, 밸런스 등의 중요성을 절실히 느꼈다. 그렇게 공부 결과를 바탕으로 통증을 바로잡아 나갔다. 그래서 이 책을 통해, 밸런스 잡힌 몸을 위한 운동법과 케어법을 전달하고자 한다.

건강 상식

오래 산책하기 vs
단시간 근력운동 하기

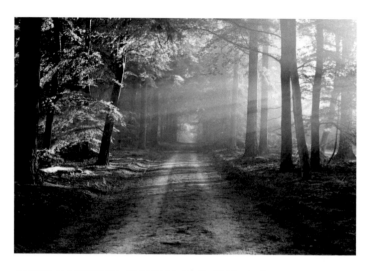

산책과 근력운동은 일상에서 쉽게 접할 수 있는 저강도 운동과 고강도 운동의 대표적인 예이다. 산책은 누구나 어디서든 활동량을 가져다주지만, 근력 증진을 기대하기 어렵다. 반면, 근력운동은 짧은 시간 동안 집중도 있게 운동할 수 있고 근력 향상에 효과적이다. 하지만, 자세를 배워야 하고 헬스장에 가야 하는 수고로움이 있다.

모든 운동은 각각 장단점이 있다. 그리고 어떤 운동이든 적당히 하는 게 좋다. 너무 길게 하거나 짧게 하는 건 좋지 않다. 장시간의 산책은 무릎과 발목을 상하게 하고, 너무 단시간에 힘들게 하는 근력운동은 어지럼증과 관절 부상이 생길 수 있다.

초보자의 경우에는 두 가지를 적절히 나눠 진행하는 걸 추천한다. 주 2회 정도 근력운동을 30분~1시간 동안 열심히 하고, 그 외 3회 정도 산책으로 유산소와 활동량을 가져가면 체중조절과 근력 증진에 효과를 볼 수 있다.

고구마는 살 빼는 데
도움 될까?

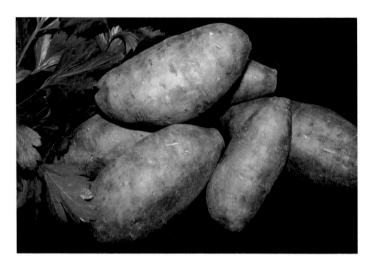

고구마는 다이어트 시 쉽게 접할 수 있는 탄수화물이다. 보통 다이어트를 할 때 밥을 줄여야 한다는 인식이 강하기 때문에 밥 대신 고구마를 먹기도 한다. 하지만, 고구마를 먹을 땐 몇 가지 주의가 필요하다.

고구마는 자연스레 반찬을 곁들여 먹게 되는 밥과 달리, 곁들여 먹을 반찬이 필요 없다. 그래서 식사량이 줄어드는 효과가 있다. 하지만, 영양소가 한쪽에 치우칠 수 있기에 장기간 주식으로 먹게 될 경우엔 골고루 영양소를 먹으려 노력해야 한다.

그리고 고구마는 감자와 곡식보다 당이 높다. 조리 방법에 따라 당이 더 높아질 수 있다. 구운 고구마는 삶은 고구마보다 훨씬 달다. 그래서 다이어트 시에는 구운 고구마보다는 삶은 고구마를 먹고, 다른 탄수화물 식품들처럼 과식은 피하는 게 좋다.

소리 나는 어깨,
어떻게 운동할까?

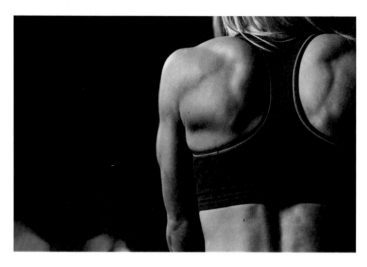

현대인의 어깨는 좌식생활과 장시간의 모니터, 스마트폰 사용으로 대부분 굽어 있다. 굽어있지 않더라도 근육이 뭉쳐 있는 경우가 많다. 그래서 평소엔 멀쩡하다가도 운동을 하면 어깨에서 무언가 충돌하는 소리가 나곤 한다.

관절에서 소리가 나는 경우는 다양한 이유가 있겠지만, 대부분의 경우는 정렬이 틀어진 상황에서 움직여서 일 것이다. 특히, 어깨는 360도 회전할 수 있어 다른 관절에 비해 안정성이 조금 떨어진다.

어깨의 소리는 근육과 힘줄이 서로 충돌해서이다. 사전 마사지로 근처 근육을 충분히 풀어줘서 근육의 긴장을 줄이는 게 좋다. 그리고 소리가 안 나는 범위에서 운동하는 걸 추천한다. 팔을 너무 길게 뻗는 동작이나 빠르게 움직이는 동작을 피하는 게 좋다.

요가와 필라테스,
뭐가 다를까?

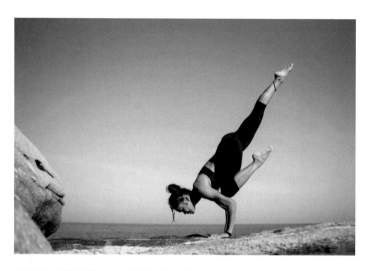

요가와 필라테스는 동작에서 주는 느낌이 비슷하다 보니 비슷한 운동이라 생각하는 사람들이 꽤 있다. 하지만, 이는 일종의 고정관념인 게 크다.

요가는 수행의 목적도 있기에 단순 운동이라 하기는 어려울 수 있다. 그래도, 운동 측면으로 접근하자면 요가는 몸의 수련에 초점이 맞춰져 있다. 동작의 성공보다는 동장을 수행하며 얻는 심신의 안정 그 자체에 집중한다. 그래서 스트레칭성 동작, 꺾는 동작, 늘리는 동작이 꽤 많다. 체형교정이나 근력 증가는 부수적인 효과이다.

반면 필라테스는 재활 목적으로 탄생했다. 실제로 발레나 무용수들의 재활, 1차 세계대전 때 포로수용소 병사들의 재활 운동을 위해 사용되었다. 그래서 요가와 달리 기능성에 초점을 맞추는 편이다. 실제로 필라테스에는 관절의 움직임을 살리고 코어 강화에 초점을 맞춘 동작들이 많다.

비 오면 무릎이 아픈 이유

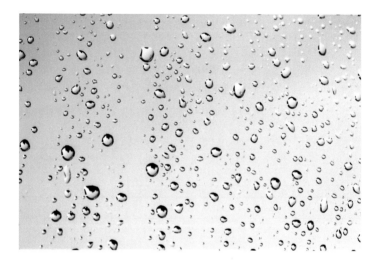

'비 오는 날 무릎이 쑤신다'라는 말을 많이 들어봤을 것이다. 할머니 중엔 무릎 통증으로 비 오는 날을 체크하는 경우가 꽤 있다. 그만큼 사람들은 비 오는 날 유독 평소보다 무릎을 아파한다.

이는 비 오는 날의 날씨와 무릎관절 간의 관계 때문이다. 비 오는 날엔 기온이 내려가고 습도가 높아진다. 기온이 낮아지면 따뜻한 날에 비해 혈액순환이 잘되지 않는다. 관절 주변이 평소보다 경직된다. 그리고 비 오는 날엔 대기가 저기압이 되는데, 이 경우 관절 속 압력이 높아져 무릎이 뻣뻣해진다.

특히 무릎관절은 몸의 무게를 직접적으로 부담한다. 그리고 움직임이 많아 다치기가 쉽다. 그래서 비 오는 날 통증이 민감하게 느껴진다. 비 오는 날 무릎에 통증이 있다면 무릎이 약해진 신호로 보고, 허벅지와 같은 무릎 주변 근육을 강화해 보는 걸 추천한다.

통증 제로
소도구 케어

폼롤러 근육 이완 스트레칭 1

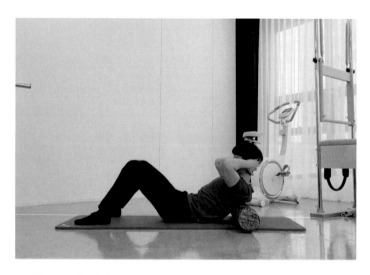

1. 양손으로 머리를 잡고 폼롤러에 등을 기대듯이 누워준다.

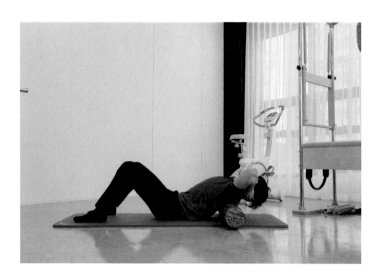

2. 천장을 보며 뒤로 눕는다. 이때, 목이 과도하게 꺾이지 않게 주의한다.

폼롤러 근육 이완
스트레칭 2

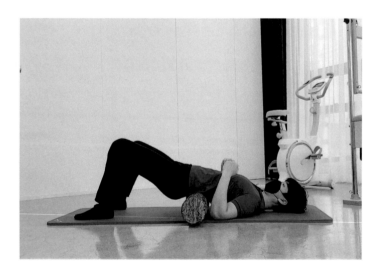

1. 폼롤러를 허리에 대고 누워준다. 다리는 직각이 되도록 세
워준다.

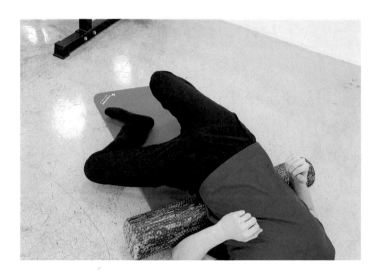

2. 양발을 동시에 한쪽 방향으로 넘긴다.

짐볼 전신 스트레칭 1

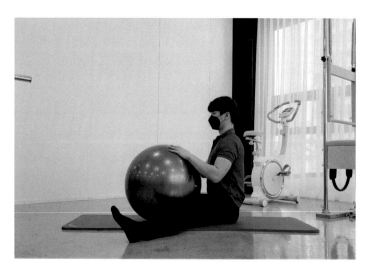

1. 짐볼을 두고 무릎을 편 상태로 다리를 뻗어 앉는다.

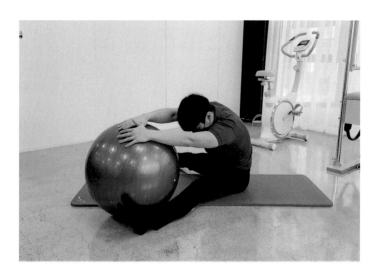

2. 한쪽 다리 쪽으로 짐볼을 굴리고 팔을 쭉 뻗어준다.

짐볼 전신 스트레칭 2

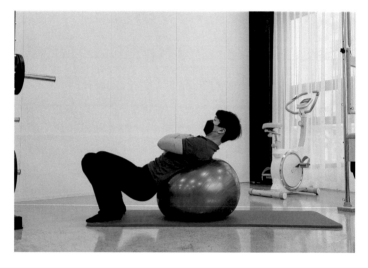

1. 목이 꺾이지 않게 주의하며, 짐볼에 허리를 대고 누워준
다.

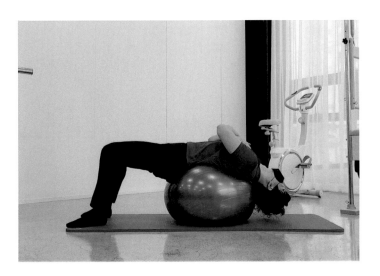

2. 몸을 뒤로 넘겨 등과 허리를 늘려준다.

수건 활용 곧은 몸 스트레칭 1

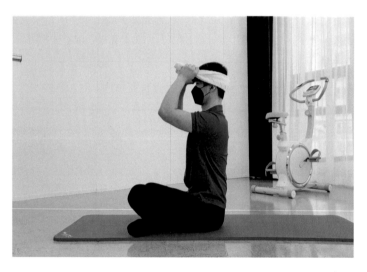

1. 수건을 머리에 대고 양손으로 잡아준다. 손은 관자놀이 부분에 위치한다.

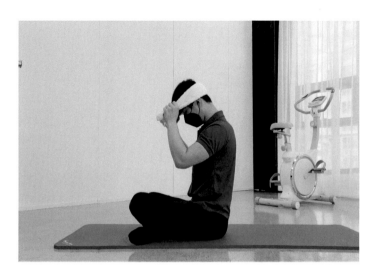

2. 양손을 꾹 누르고 머리로 버텨준다. 과도한 힘이 아닌 지그시 눌러준다.

수건 활용 곧은 몸 스트레칭 2

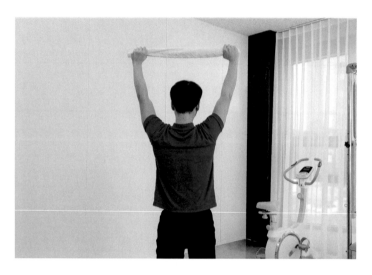

1. 수건을 들고 양팔을 뻗어 양 끝을 잡아준다.

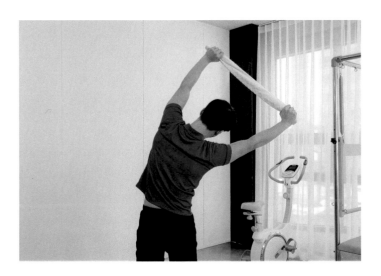

2. 팔을 쭉 펴고 한쪽 방향으로 넘긴다. 팔이 앞뒤로 쏠리지 않게 주의한다.

예쁜 몸 운동

예쁜 몸 등 운동

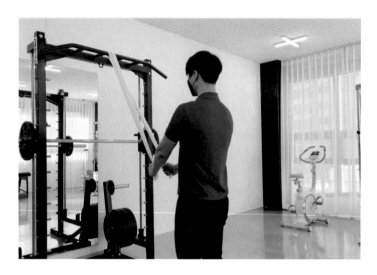

1. 밴드를 건 후 양손으로 밴드를 잡아준다.

Tip. 손목이 꺾이지 않게 주의한다.

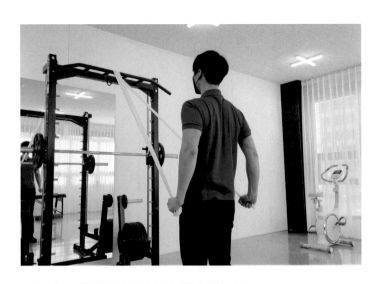

2. 가슴을 펴주며 양손을 등 뒤로 당긴다.

Tip. 팔을 완벽히 펴지 않고 팔꿈치를 살짝 굽혀준다.

예쁜 몸 어깨 운동

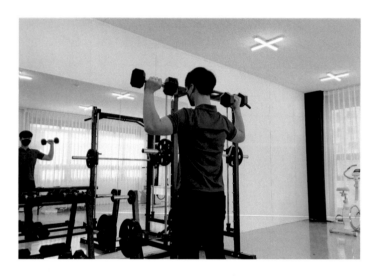

1. 덤벨을 양손으로 잡고 직각으로 들어준다.

Tip. 손의 위치가 지면과 수직이 되도록 유지한다.

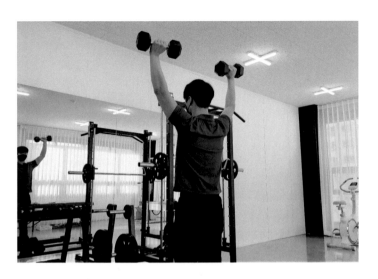

2. 덤벨을 든 양손을 머리 위로 들어준다. 팔꿈치를 완전히
펴지 않도록 한다.

Tip. 손이 앞이나 뒤로 빠지지 않게 주의한다.

예쁜 몸 힙 운동

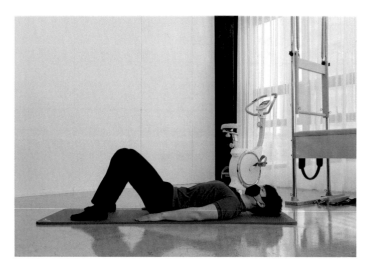

1. 천장을 보고 누워서 무릎을 세워준다.

Tip. 배로 바닥을 눌러준다.

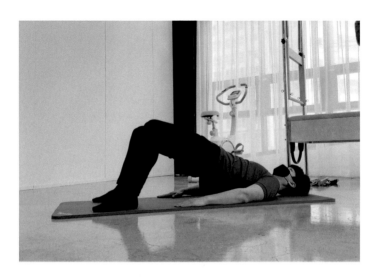

2. 배에 힘을 준 상태로 엉덩이를 든다. 엉덩이를 위아래로 내렸다 올렸다 반복한다.

Tip. 발뒤꿈치에 신경 써서 지면을 밀어준다.

예쁜 몸 코어 운동

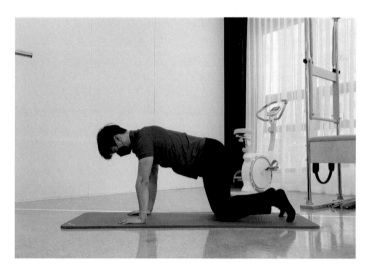

1. 양손과 양 무릎을 데고 네발 기기 자세로 엎드린다.

Tip. 허리가 꺾이지 않게 주의한다.

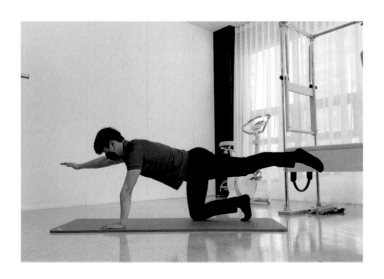

2. 한쪽 팔과 다리를 교차로 동시에 들어준다.

Tip. 지면과 평행하도록 들어준다.

예쁜 몸 필라테스 1

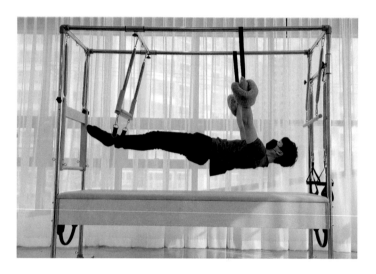

1. 기구에 양손과 두발을 걸치고 몸이 일자가 되도록 누워준
다.

Tip. 허리가 꺾이지 않게 배에 힘을 준다.

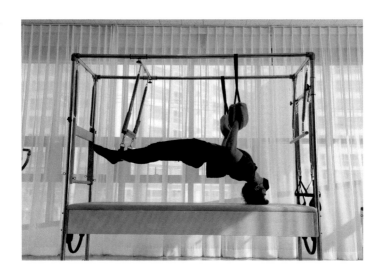

2. 몸을 곧게 편 상태로 머리를 뒤로 넘겨준다. 몸을 활 모양
처럼 휘게 한다.

Tip. 무리하게 몸을 꺾지 않도록 한다.

예쁜 몸 필라테스 2

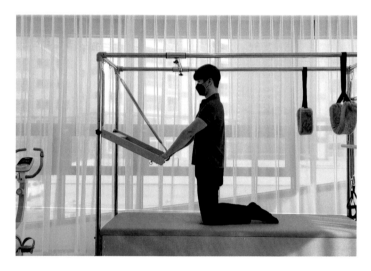

1. 무릎은 꿇은 채로 몸이 일자로 되게 서서 바를 잡는다.

Tip. 몸이 곧게 펴진 상태를 유지한다. 어깨가 말리지 않도록
한다.

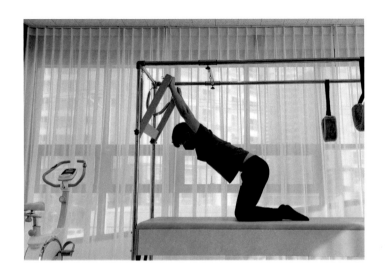

2. 팔을 위로 밀며 등을 늘려준다.

Tip. 허리가 과도하게 꺾이지 않도록 주의한다.

예쁜 몸 필라테스 3

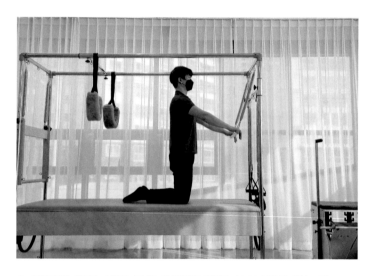

1. 무릎을 꿇은 채로 몸이 일자로 되게 서서 바를 잡는다.

Tip. 손목이 꺾이지 않게 주의한다.

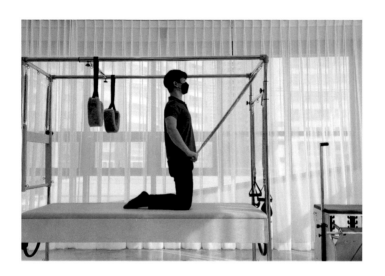

2. 바를 몸 쪽으로 천천히 당겨준다.

Tip. 어깨가 말리지 않게 주의한다.

통증제로 예쁜 몸

발 행 | 2022년 1월 12일
저 자 | (주)바디컨설팅
펴낸이 | 한건희
펴낸곳 | 주식회사 부크크
출판사등록 | 2014.07.15.(제2014-16호)
주 소 | 서울특별시 금천구 가산디지털1로 119 SK트윈타워 A동 305호
전 화 | 1670-8316
이메일 | info@bookk.co.kr

ISBN | 979-11-372-6996-5

www.bookk.co.kr
ⓒ (주)바디컨설팅 2022
본 책은 저작자의 지적 재산으로서 무단 전재와 복제를 금합니다.